NOUVELLE ÉTUDE

SUR LA

VARIOLE ET LA VACCINE

PAR LE DOCTEUR

Lucien PAPILLAUD (Henri ALMÈS)

Membre correspondant de l'Académie royale des sciences de Lisbonne,
de la Société des sciences médicales de la même ville,
de l'Académie de médecine et chirurgie de Barcelone, de l'Académie d'Hippone,
de la Société de climatologie Algérienne,
des Sociétés de médecine de Marseille, du Havre, de Nancy, de Gand,
des départements du Nord et de la Haute-Vienne, du Panthéon de Paris,
de la Société médico-psychologique de Paris,
de la Société médico-pratique de Paris, de la Société d'émulation de l'Ain,
de la Société d'agriculture, belles-lettres, sciences et arts de Rochefort-sur-Mer,
membre correspondant et lauréat de la Société médico-chirurgicale de Liége
et de la Société de médecine d'Anvers,
membre agrégé de l'Académie des belles-lettres, sciences et arts de La Rochelle,
membre titulaire de la Société d'anthropologie de Paris,
de la Société de médecine de la Rochelle,
de la Société des belles-lettres, sciences et arts de Saintes, etc., etc.
Honoré de la croix de bronze de la Société française de secours aux blessés
et des insignes de la Société des hospitaliers d'Afrique,
commandeur des ordres du Christ et du Nichan-Iftikhar.

MARSEILLE

TYP. ET LITH. BARLATIER-FEISSAT PÈRE ET FILS
RUE VENTURE, 19

—

1875.

NOUVELLE ÉTUDE

SUR LA

VARIOLE ET LA VACCINE

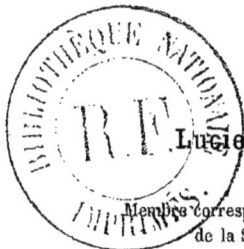

PAR LE DOCTEUR

Lucien PAPILLAUD (Henri ALMÈS)

Membre correspondant de l'Académie royale des sciences de Lisbonne ,
de la Société des sciences médicales de la même ville ,
de l'Académie de médecine et chirurgie de Barcelone , de l'Académie d'Hippone ,
de la Société de climatologie Algérienne ,
des Sociétés de médecine de Marseille , du Havre , de Nancy , de Gand ,
des départements du Nord et de la Haute-Vienne , du Panthéon de Paris ,
de la Société médico-psychologique de Paris ,
de la Société médico-pratique de Paris , de la Société d'émulation de l'Ain ,
de la Société d'agriculture , belles-lettres , sciences et arts de Rochefort-sur-Mer ,
membre correspondant et lauréat de la Société médico-chirurgicale de Liége
et de la Société de médecine d'Anvers ,
membre agrégé de l'Académie des belles-lettres , sciences et arts de la Rochelle ,
membre titulaire de la Société d'anthropologie de Paris ,
de la Société de médecine de la Rochelle ,
de la Société des belles-lettres , sciences et arts de Saintes , etc., etc.
Honoré de la croix de bronze de la Société française de secours aux blessés
et des insignes de la Société des hospitaliers d'Afrique ,
commandeur des ordres du Christ et du Nichan-Iftikhar.

MARSEILLE

TYP. ET LITH. BARLATIER-FEISSAT PÈRE ET FILS
RUE VENTURE, 19

1875.

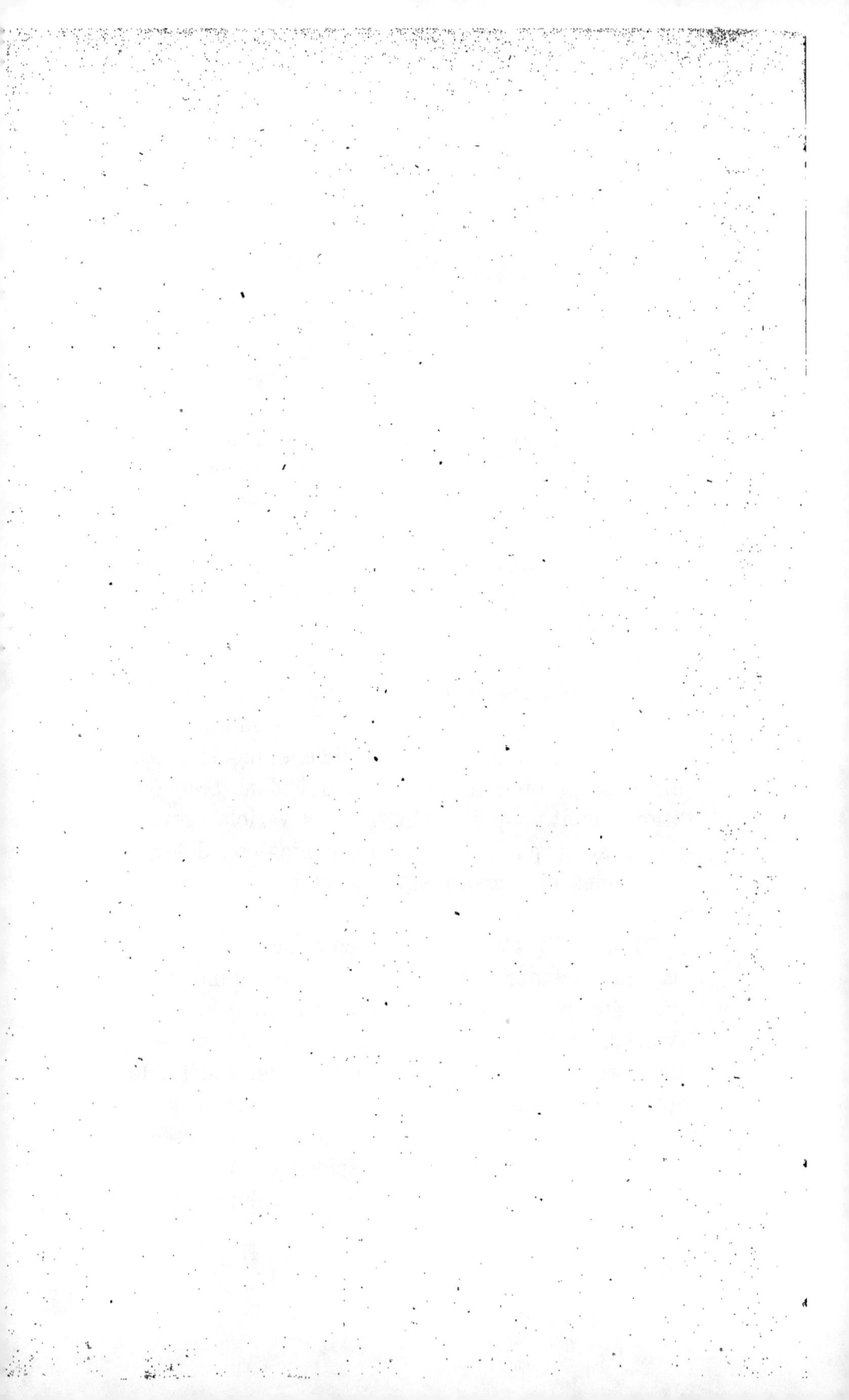

AVANT-PROPOS

Pendant les années 1870 et 1871, nous trouvant aux prises avec une épidémie de variole que n'avaient pu ni prévenir ni arrêter les vaccinations ordinaires et les revaccinations multipliées qu'on s'était hâté d'opposer au fléau, nous nous sommes souvenu des inoculations que, vingt ans avant, nous avions pratiquées avec succès en Amérique, et nous avons eu l'idée d'opposer la variole à elle-même dans les familles et dans les maisons où elle avait pénétré. Notre but était de devancer par une variole artificielle, modifiée par une vaccination antérieure, et qui, dans ces conditions, était toujours bénigne, les varioles graves qui auraient pu naître de la contagion, devenir confluentes et hémorrhagiques, et le plus souvent mortelles.

Plus de quatre-vingts inoculations, faites dans les circonstances que nous venons d'indiquer, ayant été exemptes d'accidents, et nous ayant paru avoir préservé les sujets qui les avaient subies, nous avons étendu les applications de cette méthode prophylaxique et nous avons inoculé, comme nous aurions vacciné, tous ceux qui se sont adressés à nous pour se préserver de l'épidémie. Aucune de ces inoculations n'a été suivie d'inconvénients graves et imprévus, tous nos inoculés ont été à l'abri du fléau et aucun d'eux n'a propagé la variole autour de lui.

Nous avons réuni ces faits avec nos observations et nos réflexions dans un travail présenté au concours d'une Société savante, et il a obtenu le premier prix. Jusque là nous n'avons recueilli qu'approbation et encouragement. Mais deux Sociétés de médecine, auxquelles nous avions fait hommage de notre mémoire couronné, ont sévèrement jugé, par l'organe de quelques-uns de leurs membres, et nos idées et notre pratique.

Le blâme que nous avons ainsi rencontré devant des Sociétés médicales, auxquelles nous nous trouvons très honoré d'appartenir, nous a excité à de nouvelles recherches sur la question de l'inoculation et de la vaccine, et de ces recherches, il est résulté pour nous la certitude d'avoir été devancé, dans la méthode prophylaxique que nous avons appliquée, par tous les premiers vaccinateurs et leurs successeurs immédiats et par un grand nombre de médecins éminents qui se sont trouvés aux prises avec des épidémies de variole.

C'est de ces faits que s'occupe notre nouvelle étude, et notre but a été d'abriter nos actes et nos idées sous l'autorité des noms imposants de ceux qui nous ont précédé dans la voie suivie par nous

NOUVELLE ÉTUDE

SUR

LA VARIOLE ET LA VACCINE

La vaccine, comme préservatif de la variole, date de trois quarts de siècle, et déjà son existence peut être divisée en quatre périodes.

La première a duré trente et quelques années ; c'est celle que le docteur Bousquet, par une expression heureuse, appelle l'*âge d'or de la vaccine*. Pendant cet espace de temps, on ne connaissait que ses bienfaits, on ne publiait que ses louanges, sa vertu paraissait absolue, aucun doute ne s'élevait sur son efficacité, c'était une idole à laquelle on rendait un véritable culte, et la croyance en son pouvoir était un article de foi.

La deuxième époque commence vers 1833 , c'est celle des revaccinations. Ce mot de revaccination indique que la confiance a diminué : on s'est aperçu que la préservation due à la vaccine n'était ni générale ni indéfinie, c'est-à-dire, que quelques sujets conservaient, malgré la vaccination, leur aptitude à contracter la variole, et que d'autres, après avoir perdu cette aptitude sous l'influence vaccinale, la recouvraient au bout d'un certain temps plus ou moins éloigné. Cependant, c'était encore à la vaccine de Jenner qu'on demandait le remède de cet état de choses, et c'était dans la répétition du moyen préservateur qu'on espérait le trouver.

La troisième époque est celle de l'introduction de la vaccine animale, et elle est si récente, qu'elle vient aboutir au temps présent. A ce moment, de nombreux doutes se sont élevés et ils touchent à toutes les conditions de la vaccine, telles que son identité, sa perpétuité, son inaltérabilité ; on va même jusqu'à admettre sa promiscuité avec d'autres virus de mauvaise compagnie. Le désarroi se met dans les faits, comme le désordre dans les idées. On dit que le vaccin de Jenner a trop vieilli, on prétend que le cowpox retrouvé a lui-même perdu de ses jeunes qualités, et on imagine de retremper la vaccine à sa source sur les mamelles de la génisse et d'aller la puiser sur l'organisme animal, au lieu de la prendre sur l'organisme humain. Cependant, on vaccine avec les deux vaccins, on vaccine toujours et plus que jamais, car on semble se préparer contre une épidémie de variole qui se fait sentir dès 1867, qui se développe et se généralise, et qui s'annonce comme une des plus redoutables qu'on ait vues.

Cette épidémie marque la quatrième période. Pendant sa durée, les faits ne servent qu'à renverser les doctrines ; la variole atteint non-seulement les vaccinés, mais aussi les revaccinés ; elle devient assez familière avec la vaccine pour naître, vivre et s'éteindre simultanément avec elle sur les mêmes sujets ; elle se joue du vaccin de Jenner comme des cowpox nouveaux, de la vaccine humaine comme de la vaccine animale ; toute la prophylaxie de la variole se trouve remise en question, on invoque des causes météorologiques, on admet deux espèces de varioles : l'une, dont la vaccine préserve ; l'autre, dont elle ne préserve pas ; on cherche des préservatifs dans les désinfectants, on croit trouver des remèdes spécifiques, etc., etc. En résumé, le trouble est dans les idées, et l'on voit les garanties à l'abri desquelles on a vécu depuis le commencement de ce siècle, s'évanouir.

Nous allons prendre les choses à ce point, et nous donner pour tâche de démontrer dans ce travail : 1° Que la préservation apportée par la vaccine n'est ni générale, ni complète, ni définitive ; 2° Qu'elle a besoin d'être corroborée et qu'elle peut l'être par l'inoculation variolique faite postérieurement à la

vaccination ; 3° Que la combinaison de la vaccine et de l'inoculation variolique fournit la préservation la plus complète.
qu'on puisse trouver dans l'état actuel de la science.

INSUFFISANCE DE LA VACCINATION.

Dès les premiers temps de la vaccine, on commençait déjà
à s'apercevoir que son influence préservatrice diminuait
d'année en année, chez les sujets qui y avaient été soumis.
Grégory, en Angleterre, où la vaccine naissante était à l'état de
culte, observait que la proportion des varioloïdes sur les vaccinés s'augmentait progressivement. De 1809 à 1811, on n'en
comptait qu'un cas sur 39 vaccinés, mais déjà en 1822, on en
était venu à en compter un sur trois et demi, et Wold, médecin hanovrien, trouvait une proportion de 20 pour 100 de
succès dans la pratique des revaccinations. Le nombre des
sujets qui, au bout d'un temps plus ou moins long, étaient
devenus aptes à une deuxième vaccination, s'accroissait incessamment, et nous en avons la preuve dans les chiffres des revaccinations pratiquées en Allemagne de 1820 à 1843, chiffres qui
s'élèvent à 336,372, et dont les résultats varient de 31 à 50
pour cent de succès. Une statistique dressée en 1858 par le docteur Depaul, pour les revaccinations faites dans l'armée française, donne un nombre de 29,594 avec 19 pour cent de succès.

Dans un mémoire publié en 1818, Brissot cherchait, dès
cette époque, à démontrer l'insuffisance du vaccin, insuffisance qu'il attribuait à une loi générale, condamnant à un
amoindrissement progressif tous les virus soumis à des repro-
ductions artificielles successives. Des remarques analogues au
sujet d'un prétendu affaiblissement de la puissance du vaccin
furent faites par Rigal de Gaillac et par Fiard.

Mais on peut faire remonter plus loin encore la connaissance
de la préservation incomplète que donnait la vaccine. Cette
connaissance est antérieure même à la découverte de Jenner.

Il ne faut pas croire que Jenner ait été le premier et le seul
à avoir la notion de la préservation qui suivait l'inoculation

fortuite de la picote des vaches. Il fut seulement le premier
qui en conçut une application artificielle et régulière. Lorsqu'il parla à ses confrères de ses observations et des conséquences qu'il croyait pouvoir leur donner, ils lui répondi-
rent qu'ils connaissaient, eux aussi, ces faits curieux ; mais
ils ajoutèrent que les résultats préservatifs de l'inoculation du
cowpox n'étaient pas constants, qu'elle apportait quelquefois
la préservation, mais que souvent aussi cette préservation
manquait, et qu'enfin, il arrivait que, dans le cours de leur
vie, les sujets qui avaient été affectés de cowpox dans leur jeunesse, devenaient, plus tard, accessibles à la variole. Les praticiens qui parlaient ainsi n'étaient pas des contradicteurs
systématiques des idées de Jenner ; ce qu'ils disaient était
parfaitement conforme à la véritable et saine observation ;
et depuis ce temps, l'expérience, qui a été acquise pendant
trois quarts de siècle, tant au sujet de la vaccine, qu'au sujet
de la variole, a confirmé que la préservation apportée par la
première n'est pas égale pour tous, soit dans son efficacité,
soit dans sa durée.

Cependant, la vaccine exerçant une influence prophylaxique
d'autant plus complète que son inoculation était plus récente,
on voyait tous ou presque tous les premiers vaccinés se maintenir indemnes au milieu des épidémies de variole qui sévis-
saient autour d'eux. Mais il y avait à cette préservation une
autre cause à laquelle on n'a pas accordé l'attention qu'elle
méritait, c'est que les premiers vaccinés étaient de plus *inoculés*. En effet, les premiers vaccinateurs se servaient de l'inoculation variolique comme contre-épreuve pour s'assurer des
résultats prophylaxiques de la vaccination, et les sujets qui
avaient passé par leurs mains se trouvaient avoir acquis le
double bénéfice des deux inoculations vaccinale et variolique.
C'était la pratique de Jenner, de Grégory, de Woodville, de
Pearson, et même du Comité central de vaccine de Paris.

Il est vrai de dire que ces expérimentateurs n'avaient pour
but que d'éprouver la résistance de la vaccine, et non de la
corroborer à l'aide de la variole artificielle, mais ce dernier
résultat n'en était pas moins acquis à leur insu. Bien que

leurs inoculations fussent faites à une distance beaucoup trop rapprochée de la vaccination pour donner des résultats visibles et constatables, les sujets qui y étaient soumis n'en subissaient pas moins une influence dynamique qui neutralisait le peu de receptivité pour la variole qu'ils avaient pu conserver, malgré la vaccine, ou recouvrer depuis qu'elle leur avait été insérée.

Les choses se passent encore ainsi lorsqu'on revaccine sans résultat apparent des sujets qui avaient été vaccinés une première fois depuis un délai plus ou moins long. L'absence d'éruption ne doit pas être considérée comme une preuve de l'inertie du virus, mais bien comme la mesure d'une réceptivité très réduite, qui n'a admis de ce virus que ce qui était nécessaire pour la neutraliser.

En 1801, Woodville, après avoir pratiqué 8,000 vaccinations, aurait fait la contre-épreuve de l'inoculation variolique sur la moitié de ce nombre, et cet essai aurait été complètement négatif. Nous avouons que ce résultat nous paraît beaucoup trop absolu pour mériter une entière confiance, et quand même nous l'admettrions sans réserve, nous n'hésitons pas à dire que dix ans plus tard il aurait été tout autre, et qu'il se serait trouvé, à cette distance de la vaccination, une proportion variant d'un tiers aux deux tiers des vaccinés qui aurait été accessible à la variole.

Lorsqu'on crut avoir acquis, par l'épreuve des inoculations *post-vaccinales* presqu'immédiates, la certitude de l'efficacité prophylaxique du vaccin, on cessa cette pratique et l'on s'en tint à la vaccination pure et simple, qui fut considérée comme un préservatif inaltérable et éternel, *invariable comme l'herbe des champs et comme la feuille de la rose*, selon la poétique expression de Jenner lui-même.

Presque tous les premiers vaccinés, qui étaient à la fois des vaccinés et des inoculés, résistèrent à l'épidémie variolique de l'an X, et il faut venir jusqu'en 1811 pour avoir à noter les premiers cas de variole après vaccine, reconnus et constatés officiellement par le Comité central.

A partir de cette époque, les épidémies se succèdent et la résistance vaccinale décroît de plus en plus. La première épidémie qui ait montré son insuffisance d'une manière évidente, est celle de Montpellier, en 1816 ; mais, on croyait si sérieusement alors à une préservation vaccinale absolue, qu'on ne pouvait voir dans cette épidémie, qui s'en prenait aux vaccinés eux mêmes, la variole ordinaire, qu'on croyait à jamais vaincue. Frédéric Bérard la qualifie de *fièvre éruptive*, et il la décrit accompagnée de *varicelle*. Sous ce nom de varicelle, il faut reconnaître la varioloïde, ce qui le prouve, c'est son *inoculabilité*, propriété qui n'appartient pas à la varicelle. Beaucoup de vaccinés furent atteints, est-il dit, mais la proportion n'en est pas établie. Autre épidémie en 1817, à Milhau (Aveyron). Un rapport officiel constate que 120 vaccinés furent atteints ; une relation non-officielle porte ce nombre à 200, mais on ne sait pas dans quelle proportion ils se trouvaient avec les non-vaccinés. Ici encore on mêle la varicelle avec la variole ; remplaçons toujours le mot varicelle par le mot varioloïde.

En 1818, troisième épidémie à la Martinique, atteignant les vaccinés dans la proportion d'un huitième. La vaccine datait chez eux d'au moins sept ou huit ans, plusieurs succombèrent. C'est de cette épidémie que date, selon le docteur Bousquet, le commencement des revaccinations.

Pendant cette même année 1818, sévissait aussi à Edimbourg une épidémie variolique observée par Thomson. On compta 836 varioleux, parmi lesquels 484 vaccinés, dont un seul succomba. Thomson créa, d'après ses observations pendant cette épidémie, le mot varioloïde, appliqué à la variole légère et bénigne des vaccinés. Le nom date de cette époque et de cet observateur, mais la chose existait bien longtemps avant, car la variole des inoculés était, elle aussi, le plus souvent une varioloïde.

Quatrième épidémie en 1821, à Céret ; les relations ne portent que sur des nombres minimes, et donnent sept cas de variole, après vaccination datant de dix-huit ans et un cas de récidive de variole.

Une cinquième épidémie sévit à Paris, en 1825. Dance, le savant observateur, dont les travaux sont demeurés célèbres, ne peut se résoudre à lui donner son véritable nom, et il l'appelle *variole modifiée*, qui atteint; dit-il, un grand nombre de vaccinés. Bailly, médecin de l'hôpital de la Pitié, traitait, lui aussi, la maladie de variole modifiée et déclarait que pas un vacciné n'avait été atteint; mais quand Legallois voulut faire sur lui-même l'expérience de l'inoculation, il lui montra dans son service, pour le dissuader de cette idée, deux sujets antérieurement vaccinés, et qui n'en étaient pas moins couverts de varioles des plus confluentes. Sur 584 malades observés dans les hôpitaux, il se trouvait 66 sujets vaccinés et portant des traces évidentes de leur vaccination, plus deux sujets variolés subissant une récidive. Cette maladie eut une mortalité d'un cinquième à l'hôpital de la Pitié et d'un quart à l'Hôtel-Dieu. La mortalité dans Paris, en général, fut d'un sur 337, et s'éleva à 2,115. Parmi les varioles récidivées, 22 auraient été mortelles.

Pendant l'épidémie de Lavoulte (Ardèche), en 1810, sur 180 vaccinés, 45 furent atteints, 30 de la varioloïde et 15 de la variole. Pendant celle de Beaucaire, on compta 20 vaccinés sur 180 varioleux.

En 1825 et 1826, la variole ravagea le Bas-Rhin et attaqua 2,461 individus, dont 514 vaccinés; c'est-à-dire plus d'un cinquième.

Une autre petite épidémie à Mont-de-Marsan, épargna les vaccinés, sauf de rares exceptions, mais ces exceptions n'en fournirent pas moins un tribut à la mortalité.

L'épidémie de Saint-Pol-de-Léon, en 1826, fut proportionnellement des plus meurtrières, elle fit périr le 22me de la population.

Une épidémie plus grave que les précédentes sévit à Marseille en 1828. Les non-vaccinés furent atteints dans la proportion de moitié, les vaccinés dans la proportion d'un quinzième, les variolés dans la proportion d'un centième. Les décès furent dans la proportion d'un quart. La même épidémie s'étendant à Digne et à Riez, frappa 664 sujets, dont 478 vaccinés. A Ille (Pyrénées-Orientales), le quart des malades se composait de vaccinés. A Bolbec, en 1838, les vaccinés fournirent un sixième de variolés; à Strasbourg, la moitié; à Dijon, un tiers; à Cette, plus de la moitié; à Montauban, la moitié; à Nantes, le douzième.

En résumé, la variole a toujours été en progrès depuis 1809; à cette époque, elle était d'un sur 36; en 1840, elle était devenue d'un sur 3. C'est Grégory qui a constaté cette progression. Le docteur Bousquet, en faisant les relevés des épidémies qui ont régné à Londres et à Edimbonrg de 1818 à 1840, trouve que les non-vaccinés ont une mortalité d'un quart, les vaccinés une mortalité d'un 32me, et les récidivistes de variole une mortalité d'un 22me. Ces proportions ne seraient plus exactes aujourd'hui.

Mais si la variole a incessamment gagné du terrain dans les épidémies qui se sont succédé pendant la première moitié de ce siècle, cet accroissement a été bien autrement considérable encore lors de l'épidémie de 1870-1871. Cette calamité n'est cependant pas venue subitement et à l'improviste, elle s'est fait sentir, dès 1867, à Paris et dans plusieurs autres de nos grandes villes, et son apparition a été le signal d'un mouvement de vaccinations et de revaccinations, comme il n'y en avait jamais eu dans notre pays, ce qui n'a point empêché la variole de se propager d'une extrémité de la France à l'autre, et de frapper les vaccinés et même les revaccinés, dans des proportions dépassant toutes les prévisions et déroutant toutes les notions que l'on possédait sur ce point de prophylaxie.

Dès que l'épidémie apparaissait dans une localité, les vaccinations et surtout les revaccinations s'opéraient sur des masses de sujets, ce qui faisait qu'au bout de trois ou quatre séances, c'est-à-dire en trois ou quatre semaines, toutes les sources du vaccin étaient taries et que cette ressource contre le mal arrivait à faire complètement défaut. Alors les événements étaient abandonnés au gré du destin ou mieux au gré de l'épidémie; on ne faisait plus de médecine préventive; on croyait avoir épuisé tout ce qu'il y avait à opposer au fléau en fait de prophylaxie, parce qu'on avait plus ou moins bien vacciné ou revacciné, et on en était réduit à faire de la thérapeutique militante, contre une maladie qui n'en comporte guère, et dans le cours de laquelle une intervention médicatrice trop active est plus souvent nuisible qu'utile.

Il y a eu même plus que cette inertie dans laquelle on tombait fatalement après les premiers efforts de revaccinations multipliées : la marche incessamment envahissante de l'épidémie avait jeté un tel désarroi dans les idées des médecins, ayant eu jusqu'alors cette foi entière que devaient donner les vaccinations et surtout les revaccinations, qu'on rencontrait un grand nombre de ces hommes de conviction et d'expérience se refuser à de nouvelles insertions de vaccin, par la crainte de voir cette introduction dans l'organisme d'un virus exanthémateux devenir contraire au but qu'on se proposait et favorable à l'apparition des fièvres éruptives.

Nous trouvons ces plaintes sur l'influence négative des vaccinations et revaccinations et ces appréhensions sur leurs dangers, dans les comptes-rendus de la conférence sur la variole et la vaccine tenue à Paris en juin 1870, et nous rappelons que, dans notre propre département, des sujets venus des principales villes, telles que Saintes, Rochefort et la Rochelle, nous disaient que, dans ces centres de population, on les avait dissuadés de se faire revacciner.

Eh bien, que restait-t-il à faire contre une épidémie variolique qui s'étendait sans cesse, quand le vaccin faisait défaut et lorsque les vaccinations et revaccinations avaient été impuissantes à l'enrayer ?

Il y avait lieu, selon nous, de revenir à la pratique des premiers vaccinateurs tels que Jenner, Gregory, Woodville, etc., et d'appliquer le conseil donné par Bousquet et confirmé par Depaul, il fallait se servir de l'inoculation.

Nous reproduisons textuellement un passage du traité du docteur Bousquet :

« La vaccine, dit-il, a mis fin au règne de l'inoculation, mais il faudrait y revenir sans hésiter si l'on se trouvait aux prises avec la variole et sans vaccin pour s'en rendre maître. Jenner nous en a donné l'exemple sur son propre fils. »

Or, non seulement nous nous sommes trouvés sans vaccin après un mois ou deux d'épidémie , mais, de plus, le vaccin, quand nous en avons eu, avait été insuffisant pour l'arrêter.

Le docteur Depaul , directeur du service des vaccinations à l'Académie de Médecine de Paris , l'un des héritiers du Comité de vaccine, le successeur de Husson et de Bousquet , le propagateur officiel de la vaccine, déclarait, lors de la discussion sur la syphilis vaccinale, que si, une épidémie de variole sévissant autour de lui, il n'avait à lui opposer que du vaccin provenant de sujets syphilitiques, il ne toucherait pas · dans ce cas aux pustules contaminées et que ce serait au virus de la variole elle-même .qu'il s'adresserait pour conjurer l'épidémie.

Telle est donc notre manière de comprendre la prophylaxie de la variole. Autant que qui que ce soit, nous conseillons les vaccinations et les revaccinations en temps ordinaires et en dehors des influences épidémiques ; mais en temps d'épidémie, nous conseillons l'inoculation, et c'est sur une incontestable efficacité- que nous fondons notre plus ferme confiance.

Quand nous disons inoculation, nous entendons parler non pas de l'inoculation primitive, mais de celle qui se fait *après vaccination* et même *après revaccination.*L'inoculation primitive ne nous effraye pas ; elle est un épouvantail seulement pour ceux qui en ont à peine entendu parler, sans l'avoir jamais vue mettre en pratique. Mais nous reconnaissons que la vaccine introduite antérieurement diminue considérablement et, parfois même, éteint tout à fait l'aptitude pour la variole, et que la tâche de l'inoculation , pour parfaire son œuvre, se trouve presque constamment réduite dans ces conditions, soit à une éruption unique et locale, soit à une éruption dont l'une locale et l'autre générale, sont toujours si inoffensives et tellement discrètes,que souvent elles passent inaperçues, tant en raison de la rareté et du petit nombre des pustules qu'en raison de l'absence et de l'insignifiance des symptômes généraux.

DE L'INOCULATION VARIOLIQUE.

Jenner était un partisan convaincu de l'inoculation, et ce fut la pratique de cette méthode prophylaxique qui le conduisit à la découverte de la vaccine. Il remarqua que certains sujets étaient réfractaires à l'inoculation, et les renseignements qu'il prit à leur égard lui apprirent que ces *rebelles*, comme il les appelle, avaient antérieurement contracté le cowpox ; cette remarque lui suggéra l'idée de rechercher cette éruption sur la vache pour la transmettre artificiellement à l'homme, mais il ne lui fut pas donné de la trouver et il dut prendre le virus préservateur sur les mains d'une vachère, *Sarah-Nelmes*, qui se l'était inoculé fortuitement et à son insu.

Mais après avoir découvert la vaccine, Jenner ne renonça point pour cela à l'inoculation, et il ne fut pas assez ingrat pour la considérer comme une méthode barbare, ainsi que cela se fait de nos jours. Loin de la bannir, il l'adopta comme un moyen d'épreuve destiné à constater, pour son propre compte, l'efficacité de la vaccine et à démontrer aux autres l'excellence de sa découverte. Aussi tous ses premiers vaccinés furent ensuite inoculés, à commencer par Phipps, son premier sujet d'expérimentation et à continuer par son propre fils et par tous ceux qui suivirent.

Mais les hommes de génie sont parfois très naïfs, et souvent ils ne se doutent pas des conséquences de leurs découvertes et des vérités accessoires liées à la vérité principale qu'ils ont eu en vue. Ainsi, Jenner, qui était par raisonnement et par expérience partisan et propagateur de l'inoculation, ne voit dans l'insertion de la variole, *après vaccination*, qu'un moyen de prouver la vertu de la vaccine ; il ne s'occupe pas de la part que peut prendre l'adjonction du virus variolique dans la préservation acquise chez ceux qui ont subi successivement la double inoculation de la vaccine et de la variole. Cependant, si ce judicieux observateur avait eu à se prononcer sur la question de savoir si un sujet, ayant eu la variole et la vaccine, se trouvait, à ses yeux, mieux préservé de la variole que celui qui n'aurait eu pour antécédent que l'une des deux affections, il est hors de doute que la garantie résultant des deux maladies antérieures lui aurait paru plus certaine, que la garantie fournie par une seule. Nous croyons que tel serait aussi l'avis de l'immense majorité des médecins et, s'il en est ainsi, la cause de l'inoculation, considérée comme auxiliaire de la vaccine, nous paraît virtuellement gagnée.

Mais une chose qui semble résolue en théorie ne l'est pas pour cela dans la pratique , et l'on éprouve souvent des difficultés ou des scrupules à réaliser artificiellement des conditions qu'on s'estimerait heureux de rencontrer toutes faites par la nature ou par le hasard. Ceci s'applique parfaitement à l'inoculation ajoutée à la vaccination. De plus, l'inoculation est tombée dans l'oubli depuis trois quarts de siècle, et elle ne vit plus, parmi les médecins de notre temps, qu'à l'état de souvenir et même à l'état de souvenir quelque peu effrayant, car on avait chargé son histoire de méfaits vraisemblablement exagérés.

Cependant, l'inoculation a été pratiquée dans de très grandes proportions par les premiers vaccinateurs sur presque tous leurs vaccinés, Woodville en a fait à lui seul plus de quatre mille, mais comme elles étaient faites dans un délai très rapproché de la vaccination, elles ne donnaient généralement qu'un résultat incomplet ou tout à fait négatif , ce qui est loin de prouver que leur influence prophylaxique devait être nulle.

Mais l'inoculation variolique *après vaccination* n'a pas été constamment réduite au rôle de contre-épreuve de la vaccine. En 1825, lors de l'épidémie de Saint-Pol-de-Léon , elle reprit, entre les mains hardies du docteur Guillou , son rang de méthode préservatrice et elle fut appliquée par lui sur plus de 700 sujets, qui tous furent préservés. Le traité du docteur Bousquet, auquel nous empruntons la relation de ce fait

important, ne nous dit pas si ces inoculations furent pratiquées sur des sujets antérieurement vaccinés, mais les résultats suffisent pour lever nos doutes à cet égard. Le docteur
Guillou, dans le but d'atténuer la variole qu'il allait transmettre, se serait servi de virus de varioloïde, mais on sait
que quelle que soit la source du virus variolique, qu'il ait été
puisé dans une pustule de varioloïde ou dans une pustule
de variole confluente, ou même dans une pustule de variole
hémorrhagique, qu'il provienne d'une éruption locale ou
d'une éruption générale, les conséquences de son inoculation
sont toujours les mêmes et ne peuvent varier que sous le
rapport de l'intensité de l'éruption et des symptômes généraux qui l'accompagnent. Le virus variolique ne peut donner
que la variole, rien de plus, rien de moins.

Le docteur Guillou eut la bonne chance de ne produire
presque constamment que des éruptions locales , ce qui très
certainement ne se serait pas passé ainsi s'il eût opéré sur des
organismes vierges de vaccine.

A l'occasion de l'épidémie du Jura en 1832 , le docteur
Guyétant inocula dix enfants, antérieurement vaccinés , dont
cinq tout récemment et cinq depuis plusieurs années. Sur
ces dix sujets, trois eurent une éruption locale. Cette expérience était destinée à prouver que la variole ne pouvait avoir
prise sur des vaccinés , elle donna un résultat contraire au
but qu'on s'était proposé.

En 1836, pendant l'épidémie de Toulouse, on inocula plusieurs enfants non vaccinés pour s'assurer de la nature de la
fièvre éruptive ; ces inoculations furent continuées pendant
plusieurs générations de pustules et produisirent invariable-
ment la variole ou la varioloïde.

Pendant l'épidémie de Provence , le docteur Dugas inocula
quarante-quatre enfants , moitié avec du virus de varioloïde
et moitié avec du virus de variole. Les résultats ne différèrent
pas et donnèrent tantôt des varioles, tantôt des varioloïdes;
on ne dit pas si ces sujets étaient ou non vaccinés.

Nous avons déjà parlé de l'expérimentation que fit sur lui-
même le docteur Legallois, et à laquelle un de ses maîtres,

le docteur Bailly , avait voulu s'opposer. Legallois eût à la
suite de son inoculation une éruption locale de varioloïde. A la
même époque et pendant la même épidémie, le docteur Ménière,
devenu depuis médecin des sourds-muets , voulut, lui aussi,
faire sur sa personne l'expérience de l'inoculation *post-vaccinale*. Ce médecin eut d'abord une éruption primitive et locale, puis une éruption secondaire et généralisée, mais celle-
ci prit un caractère chronique et une marche à récidive, et
elle dura ou mieux elle se reproduisit à plusieurs reprises
pendant près d'une année. C'est là un fait complètement anor-
mal. Le professeur Biett, appelé à examiner cette singulière
éruption, lui trouva un aspect lichéno-eczémateux et la jugea
produite par un virus altéré. Quel dommage que la syphilis
vaccinale n'eût pas été inventée dès ce temps-là ! On lui aurait découvert une sœur, la syphilis variolique, car on n'aurait pas manqué de voir de la syphilis, dans cette variole
artificielle, et d'en faire le pendant du produit hybride de
l'impure vérole et de la chaste vaccine.

Pour être édifié sur la nature des accidents chroniques
éprouvés par le docteur Ménière, il aurait été important de
connaître l'âge du virus qui lui avait été inoculé et de véri-
rifier aussi ce qu'il pouvait produire en l'inoculant de
nouveau.

Les médecins de Genève ont inoculé la variole aux vaccinés
dans un but de prophylaxie , parce qu'ils en étaient venus à
considérer cette inoculation comme le plus efficace complé-
ment de la vaccine. Ces inoculations *post-vaccinales* ont été
presque toutes suivies de succès, elles sont mentionnées par
l'honorable et savant docteur Lombard, de Genève , qui fut
lui-même un des sujets inoculés et qui eut, outre l'éruption
primitive et locale, une éruption secondaire généralisée accompagnée de fièvre et des autres symptômes généraux de la
variole.

Des expériences analogues furent faites à Versailles pendant
deux années consécutives, en 1830 et 1831, et à l'occasion
d'épidémies varioliques qui sévirent à ces époques. Les éruptions artificielles furent toutes bénignes et presque constam-

ment locales pendant la première année, tandis que pendant la seconde, les mêmes médecins, répétant les mêmes inoculations, produisirent le plus souvent une double éruption. Mais cés varioles *post-vaccinales*, que leur éruption fut simple ou double, furent toutes bénignes et inoffensives et la préservation en fut la conséquence.

Le professeur Magendie eut, en 1845, dans son service à l'Hôtel-Dieu de Paris, une épidémie de variole; il fit revacciner tous ses malades non variolés, et ses revaccinés furent préservés, mais de plus il profita de l'occasion pour faire des expériences d'inoculation variolique sur des vaccinés qui, presque tous, eurent non seulement une éruption primitive et locale, mais en outre une éruption secondaire et généralisée. Une deuxième série d'expériences eut lieu sur des revaccinésqui, ayant été inoculés avec le virus variolique, n'eurent qu'une éruption locale qui souvent même n'arriva pas à maturité.

Le docteur Bousquet, en mentionnant ces faits, dit qu'il n'a pas expérimenté l'inoculation après la vaccine, que cette opération n'est nullement redoutable à la suite de la vaccination, puisqu'elle ne l'était pas même avant, mais il croit que la vaccination répétée épuise aussi bien l'aptitude variolique que la vaccination suivie de l'inoculation. Nous voyons cependant que cet auteur a répété sur deux sujets les inoculations de Versailles, en se servant du virus récolté par les médecins de cette ville; ces deux tentatives lui ont donné : la première, une éruption unique, et la seconde, une double éruption.

Nous objecterons au raisonnement du docteur Bousquet que la vaccination ne peut épuiser que l'aptitude pour la vaccine, mais qu'elle laisse encore après elle une certaine aptitude pour la variole; c'est ce que prouvent les inoculations qui réussissent, quoique pratiquées dans un très court délai après des revaccinationssuivies de succès, et ce que démontre, plus évidemment encore, l'inoculation qui réussit au point de produire les deux éruptions primitives et secondaires, sur des sujets absolument réfractaires à la vaccination répétée jusqu'à quinze ou vingt fois, dans les trente premières années de la vie.

Si les vaccinés sont largement tributaires de la variole, il est incontestable que les revaccinés le sont moins, mais ils le sont encore dans une certaine proportion, susceptible de s'accroître à mesure que la date de la revaccination s'éloigne. Le docteur Bousquet, lui-même, cite un cas de variole survenu après une revaccination suivie de succès.

Lors de la conférence de Paris, en 1870, sur la variole et la vaccine, le docteur Candelé fit connaître un cas de variole mortelle bien que précédée de revaccination pratiquée de génisse à bras, et le docteur Revilloud mentionna vingt cas de variole, dont trois suivis de mort, sur des sujets revaccinés avec succès.

La revaccination n'est donc pas une *forteresse inexpugnable*, comme le disait, en tête de son rapport de 1870-1871, le docteur Lalagade, du Tarn. Elle a été si peu inexpugnable, même entre ses propres mains, que, dans le cours de son travail, il rapporte qu'il a fait constater à ses confrères la minime quantité de pustules que fournissaient les varioloïdes dont étaient atteints ses revaccinés, et chez lesquels l'éruption se réduisait à une cinquantaine ou une soixantaine de boutons.

L'expérience de Harder, médecin danois, qui avait inoculé sans résultat le virus variolique à douze sujets récemment revaccinés avec succès, ne prouve donc pas d'une manière absolue l'impuissance de la variole à la suite de la revaccination. Nous avons fait, nous aussi, des expériences analogues, et nous avons pu transmettre, par l'inoculation, la variole à des sujets qui, deux ou trois mois auparavant, avaient été revaccinés avec un résultat complet. De plus, nous avons vu la variole se produire par contagion chez des revaccinés pour lesquels le succès de la revaccination paraissait inspirer une sécurité complète.

Il ne faut pas croire, du reste, que l'inoculation a été tout-à-fait abandonnée depuis la propagation de la vaccine. Plusieurs médecins y sont revenus parce qu'elle leur a paru donner des garanties plus certaines que celles que fournit la vaccine. Plusieurs autres en ont usé comme d'une curiosité expérimentale. Grégory, le célèbre Grégory, successeur de Thomson et médecin d'un hôpital de varioleux à Londres, un de ceux qui ont le plus pratiqué la vaccine et le mieux observé la variole, Grégory, disons-nous, en était venu, par suite de sa vaste expérience, à préférer l'inoculation *post-vaccinale* à la revaccination, et il en avait fait l'application sur ses propres enfants.

De plus, certains expérimentateurs, tels que Parola, en Italie, Thiélé, en Russie, de Suderland et Ceely, en Angleterre, prétendant renouveler le vaccin en transportant la variole humaine aux animaux, et en rapportant à l'homme l'éruption née de cette transmission, ont tout simplement substitué l'inoculation à la vaccination, tout en croyant avoir ainsi transformé la variole en vaccine. Plus de 3,000 enfants ont été inoculés à la suite les uns des autres, et sans interruption, par Thiélé avec son prétendu vaccin, qui s'est trouvé avoir passé par plus de soixante-quinze générations successives, sans avoir causé aucun accident, et qui, aujourd'hui encore, possède une réputation d'efficacité supérieure. Thiélé croyait atténuer ce virus repris à la vache en le mêlant avec du lait, Ceely, de son côté, inocula séparément, mais simultanément, la vaccine et la variole à la vache, et il se servit du mélange des deux virus pour vacciner des enfants. Le succès et l'innocuité de ces inoculations se sont maintenus, et on évaluait, en 1865, à plus de 20,000 le nombre des sujets qui avaient reçu le vaccin de Thiélé et de Ceely. Et, cependant, ce prétendu vaccin n'était autre chose que la variole elle-même. Ces expérimentateurs le confirment, sans s'en douter, en nous apprenant que leurs vaccinés avaient une double fièvre : l'une, du troisième au quatrième jour ; l'autre, du onzième au quatorzième ; qu'ils éprouvaient des symptômes généraux plus ou moins intenses, et présentaient souvent des *pustules surnuméraires* répandues sur diverses régions du corps. A cette description, aucun médecin ne pourra manquer de reconnaître la variole.

Voilà donc la variole, mêlée artificiellement à la vaccine,

se propageant ainsi pendant des années, et sur des milliers d'enfants, en Russie, dans l'Allemagne du Nord et en Angleterre, et apportant une préservation qui paraît supérieure à celle du vaccin ordinaire. C'est l'inoculation d'autre fois, qu'on a tant accusée et calomniée, vivant côte à côte avec notre vaccine contemporaine, ne faisant pas plus de victimes qu'elle, et ne donnant pas plus qu'elle naissance à des épidémies varioliques.

On sait, en effet, que la variole, même transmise à l'espèce bovine, ne peut, lorsqu'elle est rapportée à l'homme, lui donner autre chose que la variole. Les expériences si précises et si claires des docteurs Chauveau et Viennois, à Lyon, l'ont irrévocablement démontré. Ils admettent seulement que la variolation médiate, c'est-à-dire ayant passé par l'intermédiaire d'un organisme animal, peut atténuer la maladie. Cependant ce n'est pas ce qui est résulté de leurs propres expériences, car si la variole qu'ils ont donnée aux animaux a paru s'atténuer et s'amoindrir chez ces derniers, elle a repris toute sa force et toute sa puissance dès qu'elle a été rapportée sur l'organisme humain.

Les docteurs Chauveau et Viennois pensent encore trouver une cause d'atténuation dans ce fait que Thiélé et Ceely puisaient leur virus dans les pustules initiales ou de l'éruption locale de leurs inoculés ; ce virus serait à leurs yeux moins énergique que celui des pustules de l'éruption générale.

Nous avons fait, nous aussi, un grand nombre d'inoculations varioliques sur des vaccinés, tant avec le virus puisé dans les pustules d'une éruption locale qu'avec le virus extrait des pustules d'une éruption générale, et nous n'avons trouvé aucune différence dans le résultat, c'est-à-dire que dans l'un et l'autre cas nous avons obtenu le plus souvent des éruptions simples, et, quelquefois, mais beaucoup plus rarement, des éruptions doubles et en deux actes.

En résumé, l'inoculation, que la plupart des médecins croient tombée en désuétude depuis le milieu du siècle dernier, a été au contraire employée presque sans interruption depuis la découverte de Jenner, c'est-à-dire depuis près de quatre-vingts ans, d'abord dans le but d'éprouver la vertu préservatrice de la vaccination, ensuite pour seconder ou suppléer la vaccine dans les épidémies, et, enfin, introduite par le fait d'une erreur d'expérimentation, en compagnie du cowpox, dans le but de le rajeunir et de le revivifier.

On a prétendu que les récidives de variole étaient plus graves que la première atteinte ; on a prétendu aussi que la variole préservait moins que la vaccine. Ce sont deux assertions erronées qui ont été émises sans preuves et dans le seul but de favoriser la vaccine. Si les récidives de variole étaient plus dangereuses qu'une première atteinte, il faudrait admettre que les varioles après vaccine devraient avoir plus de gravité que les varioles primitives, puisque la nature et le mode d'action de l'agent prophylaxique sont analogues.

Le docteur Bousquet a fait un relevé des varioles observées à Londres et à Edimbourg de 1818 à 1840. Ce relevé comprend 1780 cas sur des sujets non vaccinés, avec 586 décès ; 1605 cas sur des sujets vaccinés, avec 50 décès, et, enfin, 88 récidives de variole, avec 4 décès. D'après ce tableau, c'est la préservation par la variole qui tient le premier rang. Les récidives de variole sont infiniment plus rares que les varioles après vaccine, et, de plus, elles n'arrivent qu'après un temps beaucoup plus long ; à moins d'exception, elles ne se produisent qu'après un intervalle de quarante à cinquante ans. La proportion de ces récidives est de 50 à 63 par mille, c'est-à-dire d'un vingtième à un 23ᵐᵉ, tandis que la proportion des vaccinés qui deviennent aptes à contracter la variole est d'un dixième, et que cette aptitude se produit surtout dans l'espace de dix à vingt ans après la vaccination. L'aptitude pour la variole décroît à mesure que l'âge s'accroît. Dans les épidémies, relativement très graves, de Marseille et de Stuttgard, on vit rarement, dit Bousquet, des varioleux au-dessus de l'âge de trente-cinq ans. L'épidémie de 1870-1871 a dû dépasser de beaucoup en intensité celles que nous venons de citer, puisque la plupart de ses victimes ont été des sujets de trente à cinquante ans.

L'immunité qu'apporte la vaccination ou la revaccination

ne prend date que dix ou douze jours après cette inoculation, si elle réussit. L'insuccès d'une deuxième vaccination ne prouve pas la persistance de la préservation conférée par une première. Les sujets qui se sont montrés constamment et à plusieurs reprises réfractaires à la vaccine ne sont point, pour cela, inaptes à la variole ; on en a présenté de nombreux exemples, et pendant la dernière épidémie, le docteur Besnier a vu mourir de variole, dans son service d'hôpital, un jeune homme que l'insuccès persistant de plusieurs vaccinations répétées préoccupait assez pour qu'il les renouvelât de sa propre main. Une inoculation variolique aurait donné, à ce sujet, une variole sporadique et bénigne et l'aurait sauvé de la variole hémorrhagique et mortelle que lui a donné la contagion.

Nous avons obtenu ce résultat chez une femme de trente-cinq ans qui, depuis son enfance, avait subi quinze à vingt tentatives inutiles de vaccination sur diverses parties du corps. Chez ce sujet, une première et seule inoculation variolique donna lieu à une double éruption, l'une primitive et locale, et l'autre secondaire et générale, mais très discrète, et le résultat prophylaxique en fut si complet que les communications directes et immédiates avec plusieurs varioleux ne donnèrent lieu à aucun accident de contagion.

Pendant les vingt-cinq premières années de ce siècle, on croyait si fermement à une vertu absolue de la vaccine que les sujets vaccinés qu'on voyait atteints de variole passaient pour avoir une maladie autre que la variole ordinaire. Et quand on ne pouvait s'empêcher de reconnaître la variole véritable, on trouvait une explication en déclarant *que la vaccine avait été fausse*.

De pareilles illusions existaient en faveur de l'inoculation variolique du temps où elle était le seul moyen préservatif.— Stutton, qui était devenu célèbre par les règles qu'il avait posées pour cette inoculation, qu'il pratiquait en artiste, ayant été appelé auprès d'un jeune homme atteint d'une éruption, reconnue pour être la variole par trois médecins qui avaient vu le malade successivement, Stutton, disons-nous, confirma le diagnostic de ses confrères, mais quand on lui eut dit que ce malade avait été antérieurement inoculé et que cette inoculation avait été faite par lui, alors il déclara que ce ne devait pas être la variole, et que le sujet ayant été inoculé, il ne pouvait avoir que la varicelle.

Le docteur Bousquet admettait que la variole épidémique attaquait une proportion plus ou moins grande des vaccinés selon l'intensité des épidémies, mais il croyait qu'en dehors des influences épidémiques, les sujets qui avaient subi la vaccine étaient généralement préservés. Cependant il reconnut que le tribut payé à la variole par les vaccinés va toujours en augmentant et qu'il s'accroît à chaque épidémie. Pour la France, cet accroissement a commencé en 1816, époque avant laquelle on admettait une immunité absolue donnée par la vaccine.

On aurait tort de croire que la vaccination ou l'inoculation peuvent se substituer l'une à l'autre, et que l'insertion d'un seul de ces deux virus éteint dans l'organisme l'aptitude à se laisser pénétrer par l'autre. Les deux tiers des vaccinés et le quart des revaccinés sont aptes à contracter la variole par inoculation ; nous ne pouvons donc partager les illusions du docteur Lalagade, du Tarn, qui dit, dans son rapport de 1872, que lorsque la revaccination ne prend pas on peut être certain que la contagion variolique est sans action aucune. Nous répondrons à cette assertion que non seulement nous avons vu les vaccinés être atteints de la variole, mais que, de plus, nous avons observé des sujets qui avaient été revaccinés avec succès, et qui n'en demeuraient pas moins accessibles à l'inoculation variolique pratiquée quelque temps après cette revaccination. Du reste, le docteur Lalagade a constaté lui-même que plusieurs de ses revaccinés avaient été accessibles à l'épidémie variolique, puisqu'il se félicitait de ne leur trouver qu'une éruption tellement discrète qu'on aurait pu en compter les pustules.

On s'accorde à reconnaître aujourd'hui que la préservation vaccinale peut être complète et définitive pour un certain nombre de sujets, mais que pour une autre proportion elle n'est que temporaire. Est-il possible de connaître les limites de cette préservation temporaire ? Le docteur Bousquet dit que le meilleur moyen d'en mesurer la durée serait de pratiquer l'inoculation variolique à toutes les distances possibles de l'époque de la vaccination, et il ajoute : « Bien que cette inoculation soit exempte de danger, on rencontre peu de sujets disposés à s'y soumettre, et le médecin, lui-même, hésite à le proposer. » Cependant il s'est trouvé plusieurs médecins qui ont voulu faire cette expérience sur eux-même. Tels sont Legallois, Ménière, Lombard, de Genève, etc., etc., et nous avons cité dans le cours de ce mémoire un grand nombre de praticiens qui ont employé l'inoculation, soit comme un moyen direct de prophylaxie, soit comme un moyen auxiliaire destiné à compléter la préservation que donne la vaccine.

Dans le cours de son ouvrage, le docteur Bousquet trouve plusieurs fois l'occasion de dire qu'il approuve l'inoculation post-vaccinale, mais il croit que la vaccination répétée épuise aussi sûrement l'aptitude variolique que la vaccination suivie de l'inoculation. Mais l'aptitude vaccinale et l'aptitude variolique ne sont pas identiques, des variolés peuvent recevoir la vaccine avec succès et des vaccinés peuvent être accessibles à l'inoculation variolique, et lorsque l'une des deux aptitudes a été épuisée, l'autre n'en subsiste pas moins encore, quoique généralement atténuée et modifiée. C'est ce que prouvent les inoculations varioliques qui réussissent quoique pratiquées dans un très court délai après des revaccinations suivies de succès, et ce que prouvent plus évidemment encore les inoculations qui réussissent au point de donner les deux éruptions chez des sujets absoluments réfractaires à la vaccination répétée plus de douze ou quinze fois dans les trente premières années de la vie.

On a pu craindre que les inoculations varioliques, pratiquées pendant une épidémie, fissent naître des varioles ayant le caractère infectieux de cette même épidémie. Il n'en est rien, car dès le temps de l'inoculation pure et simple, et avant la découverte de la vaccine, les sujets qui, par mesure de prophylaxie, étaient soumis à l'insertion du virus variolique, n'éprouvaient qu'une variole de médiocre intensité, presque toujours simple et bénigne, et, le plus souvent, ils en étaient quittes pour une varioloïde. Timoni mentionne une affreuse épidémie de variole qui régnait à Constantinople en 1704 et qui faisait une énorme proportion de victimes. L'inoculation pratiquée comme moyen de préservation ne donna lieu à aucune variole grave et elle sauva du fléau tous ceux à qui elle fut appliquée.

Des faits semblables furent observés dans l'épidémie de Tartarie, relatée par le Père D'Entrecolles, dans les épidémies de Toscane et de la province brésilienne du Para, relatées par La Condamine, dans celle de la Caroline et du Middlesex, dont parle Kirkpatrik, dans celle de la Louisiane, etc., etc.

L'inoculation variolique pratiquée dans l'enfance ou une variole spontanée survenue dans le même âge ont, contre les recidives de la même maladie, un effet préservatif qui se prolonge jusque dans la vieillesse ; il est rare de voir des sujets attaqués une deuxième fois de la variole avant la cinquantaine. Le roi Louis XV, qui avait été inoculé dans son enfance, eut une seconde variole à laquelle il succomba, mais alors il était plus que sexagénaire.

Pendant l'épidémie de 1870-71, nous avons rencontré une très petite proportion de malades qui avaient la variole pendant la seconde fois. Un seul de ces sujets eut une variole générale et agglomérée, les autres n'eurent que des varioloïdes, et chez tous la maladie fut bénigne. L'âge de tous ces récidivistes était d'au moins cinquante ans. La préservation que leur avait donnée une première atteinte avait donc duré un demi-siècle, tandis que chez la plupart de nos autres varioleux, vaccinés antérieurement, la préservation avait cessé à un âge qui variait entre sept et quarante ans. Sous le rapport de la durée, l'immunité qui succède à la variolation est donc supérieure à celle qu'apporte la vaccine, telle est du moins l'opinion de plusieurs auteurs modernes, et de MM. Chauveau et Viennois en particulier.

La préservation qui résulte de l'inoculation variolique est

donc une force prophylaxique incontestable et une force que, dans l'état actuel de la science et de la pratique, nous laissons complètement se perdre. C'est cette puissance que nous proposons d'utiliser en la combinant avec celle de la vaccine dans des conditions qui assurent son innocuité et son efficacité.

L'inoculation primitive était accusée, et avec raison, d'entretenir des foyers permanents d'épidémie sur les sujets auxquels on avait inséré le virus variolique. Le plus souvent, la maladie ainsi communiquée, se réduisait à une varioloïde, mais il pouvait, par exception, survenir des varioles agglomérées, confluentes et mêmes mortelles. On avait même cherché à préciser, du temps de La Condamine, la proportion de mortalité que pouvait occasionner la variole artificielle et on l'avait estimée à un millième. Ce chiffre peut paraître bien minime, comparé à celui de la mortalité que cause la variole épidémique, mais il n'en est pas moins de trop et, grâce à la vaccine, il peut être annulé tout à fait. Lorsque l'inoculation variolique sera faite sur des sujets antérieurement vaccinés, elle ne donnera lieu, le plus ordinairement, qu'à une éruption locale, et dans le cas où cette éruption locale sera suivie d'une éruption généralisée, celle-ci se limitera à un très petit nombre de pustules rares et disséminées accompagnées de quelque peu de fièvre et de céphalo-rachialgie, mais constamment exempte de danger.

Selon nous, la préservation complète contre la variole est à ce prix : *la vaccination d'abord, la revaccination même si l'on veut, par surcroît, et plus tard, dans les dix années qui suivent l'inoculation variolique.* La vaccination apportant une préservation d'une durée moyenne de quinze années, durée que la revaccination peut prolonger encore d'une période septennale et l'inoculation ajoutant à cela une préservation qui se maintient pendant une quarantaine d'années ; on voit qu'en vertu de cette combinaison, la vie se trouve sauvegardée contre la variole jusqu'au delà de soixante ans. A cette époque de l'existence humaine, l'aptitude pour les fièvres éruptives a presque complètement cessé et la préservation se trouve définitivement acquise.

Ceci n'est point uniquement de la théorie, la durée de l'immunité qui suit la variolation est un fait connu et dont les récidives de variole nous ont donné à nous-même la preuve et la mesure. Les limites de la préservation vaccinale et le besoin de les reculer par des revaccinations multiples sont d'autres faits encore mieux connus et plus familliers que les précédents. Quant à l'application, elle est sanctionnée par la pratique des premiers vaccinateurs, sans en excepter Jenner lui-même, et par les résultats de cette double prophylaxie qui, mise en usage pendant les dix ou quinze premières années qui suivirent la découverte de la vaccine, ne donna prise, jusqu'en 1816, à aucune épidémie variolique sérieuse sur les vaccinés et dota l'humanité de la préservation la plus complète qui ait existé. Ce ne fut qu'à partir de l'époque ou le contrôle de la vaccine par l'inoculation variolique fut tombée en désuétude, que l'on vit reparaître les épidémies varioliques avec une intensité toujours croissante, jusqu'à celle de 1870-1871 qui a été encore plus étendue et plus meurtrière que ses devancières.

Que devions nous faire, en présence de cette formidable épidémie, que des vaccinations antérieures et des revaccinations récentes, multipliées et répétées, n'avaient pu empêcher, ni prévenir, ni diminuer? Dès les premières atteintes du fléau, il était évident que la vaccination et la revaccination n'étaient contre lui que des barrières insuffisantes, puisque le premier de nos malades et l'introducteur définitif de la contagion dans le pays était un sujet vacciné et revacciné et qui n'en était pas moins couvert d'une variole des plus confluentes. Trois jours après, son frère et ses deux sœurs, tous trois régulièrement vaccinés, étaient atteints à leur tour, et l'une des deux jeunes filles succombait vers le cinquième jour à une variole hémorrhagique.

Devions-nous nous en tenir à la revaccination, qui avait été largement pratiquée tant par nous que par nos confrères et qui avait été impuissante contre l'explosion épidémique? Fallait-il, par crainte d'amoindrir la confiance qu'inspire la vaccine, ne rien tenter en dehors d'elle pour préserver de la

contagion les familles qui entouraient et soignaient des varioleux ? Nous ne l'avons pas pensé ainsi, et, en nous fondant
sur une expérience antérieure et personnelle de l'inoculation,
fort de l'assentiment de vaccinateurs tels que Bousquet et
Depaul, appuyé sur la pratique des premiers vaccinateurs,
ainsi que sur les expérimentations qui se sont continuées
depuis et que nous avons signalées dans ce travail, nous nous
sommes servi de la variole pour l'opposer à elle-même, nous
avons prévenu sa contagion par son inoculation et nous avons
été assez heureux pour limiter ses atteintes, dans chaque
maison où nos conseils ont été suivis, au seul membre de la
famille par lequel elle avait débuté.

Plus de cinq cents inoculations faites sur des sujets vaccinés
et revaccinés, ou variolés une première fois, ou réfractaires
depuis leur enfance à plusieurs tentatives de vaccination, ont
été suivies de succès dans plus des deux tiers des cas, et sur le
nombre de ces cas suivis de succès, il s'en est trouvé les sept
huitièmes dans lesquels l'éruption a été unique, locale et
limitée aux points d'insertion et un autre huitième qui a présenté une double éruption, primitive et locale d'abord et
ensuite secondaire et généralisée, mais très discrète et
comptant à peine de vingt à soixante petites pustules. Un seul
sujet a eu une éruption agglomérée répandue sur toute la
surface de la peau, mais très bénigne et complètement exempte
de danger. Aucun de ces sujets, ainsi inoculés, n'a été postérieurement atteint de variole, et aucune de ces varioles artificielles, sauf un seul cas, n'a semé la contagion autour d'elle,
ce qui prouve que les varioles résultant d'inoculation sont de
nature sporadique, dépourvues de caractère infectieux et que,
contre elles, la préservation vaccinale est suffisante.

Nous avons commencé par prendre le virus variolique sur
des sujets atteints d'éruption générale et dues à la contagion
épidémique, puis nous l'avons conservé, renouvelé et
transmis de bras à bras, comme cela se pratique pour le
vaccin et les résultats de nos inoculations ont toujours été les
mêmes, c'est-à-dire qu'ils nous ont constamment donné des
pustules de variole ou de varioloïde. Nous avons obtenu des

pustules de variole sur les trois quarts des cas et des pustules de varioloïde sur un autre quart, quelquefois les deux éruptions étaient mélangées et le plus ordinairement c'était aux points d'insertion que se trouvait l'éruption variolique tandis que l'éruption généralisée consistait en varioloïde. Le virus de l'une ou de l'autre était également efficace.

Nous le répétons, nous croyons avoir préservé un grand nombre de sujets en leur donnant par l'inoculation une variole artificielle, de nature sporadique et bénigne au lieu de la variole infectieuse qu'aurait pu leur communiquer l'épidémie.

Dans toutes les maisons où nous avons pu appliquer nos inoculations préservatrices; nous avons vu la variole se borner au premier sujet qui en avait été atteint, tandis que dans les familles où ce moyen n'avait pas été employé, nous avons toujours compté deux ou trois personnes de l'entourage du malade qui étaient devenues victimes de la contagion. Nous sommes donc convaincu de la grande valeur de l'inoculation variolique contre la variole épidémique.

Loin de nous l'idée de chercher à rabaisser le mérite de la vaccine, que nous regardons comme la plus belle et la plus utile des découvertes dues à la médecine. Loin de nous, surtout, l'idée de nous associer à cette croisade inepte et impie que quelques écrivains ont entreprise contre la vaccine en l'accusant de tous les maux et de toutes les infirmités qui pèsent sur l'humanité contemporaine et dont, faute d'un diagnostic précis, on a cru exemptes les générations qui nous ont précédés. Le docteur Bertillon a fait justice de toutes ces calomnies en démontrant que la mortalité avait diminué d'un tiers pour l'enfance, et d'un cinquième pour la jeunesse adulte, en comparant les premières années du 19ᵐᵉ siècle avec les dernières du 18ᵐᵉ. Une augmentation de mortalité d'un onzième, sur les jeunes gens adultes, et qui se fait sentir depuis 1831, n'a point été mise à profit par les adversaires de la vaccine et elle ne peut l'être puisqu'elle ne porte que sur le sexe masculin, qui n'est pas le seul soumis à la vaccination, mais qui est le seul à subvenir aux levées militaires et à la mortalité qu'entraîne la grande industrie.

Le reproche d'accroître la proportion des fièvres typhoïdes n'est pas mieux fondé que celui d'augmenter la mortalité en général. La vaccine a abaissé la mortalité par la variole de 2,000 à 200 par million. Cette énorme proportion d'enfants sauvés jusqu'à l'âge adulte par le bienfait de la vaccine aurait dû fournir un formidable contingent à la mortalité par la fièvre typhoïde, or, depuis l'application de la vaccine cette mortalité est descendue de 110 à 96 par 1,000.

La vaccine est donc le moyen prophylaxique par excellence à appliquer à l'enfance. La revaccination, qui n'est que la continuation et le renouvellement de la vaccine, devrait être répétée, non pas une ou deux fois seulement dans le cours de la vie, mais une vingtaine de fois au moins, pour maintenir l'état de préservation dû à la première insertion vaccinale. Mais de si minutieuses précautions ne sont point dans le caractère humain, une seule vaccination continuera d'être le lot du plus grand nombre, la revaccination et surtout les revaccinations multiples seront l'exception et les épidémies de variole continueront de sévir de vingt en vingt ans.

Or, contre ces épidémies, la meilleure arme de combat sera l'inoculation variolique, hardiment opposée à la contagion épidémique, devançant la variole infectieuse par la variole artificielle et bénigne et sauvant tous ceux que le fléau aurait atteints. On devra donc vacciner et revacciner en temps de paix et de loisir, mais en temps de guerre, c'est-à-dire en temps d'épidémie, c'est par l'inoculation variolique qu'on devra compléter et corroborer la vaccine.

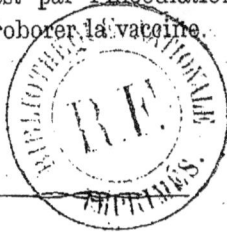

231

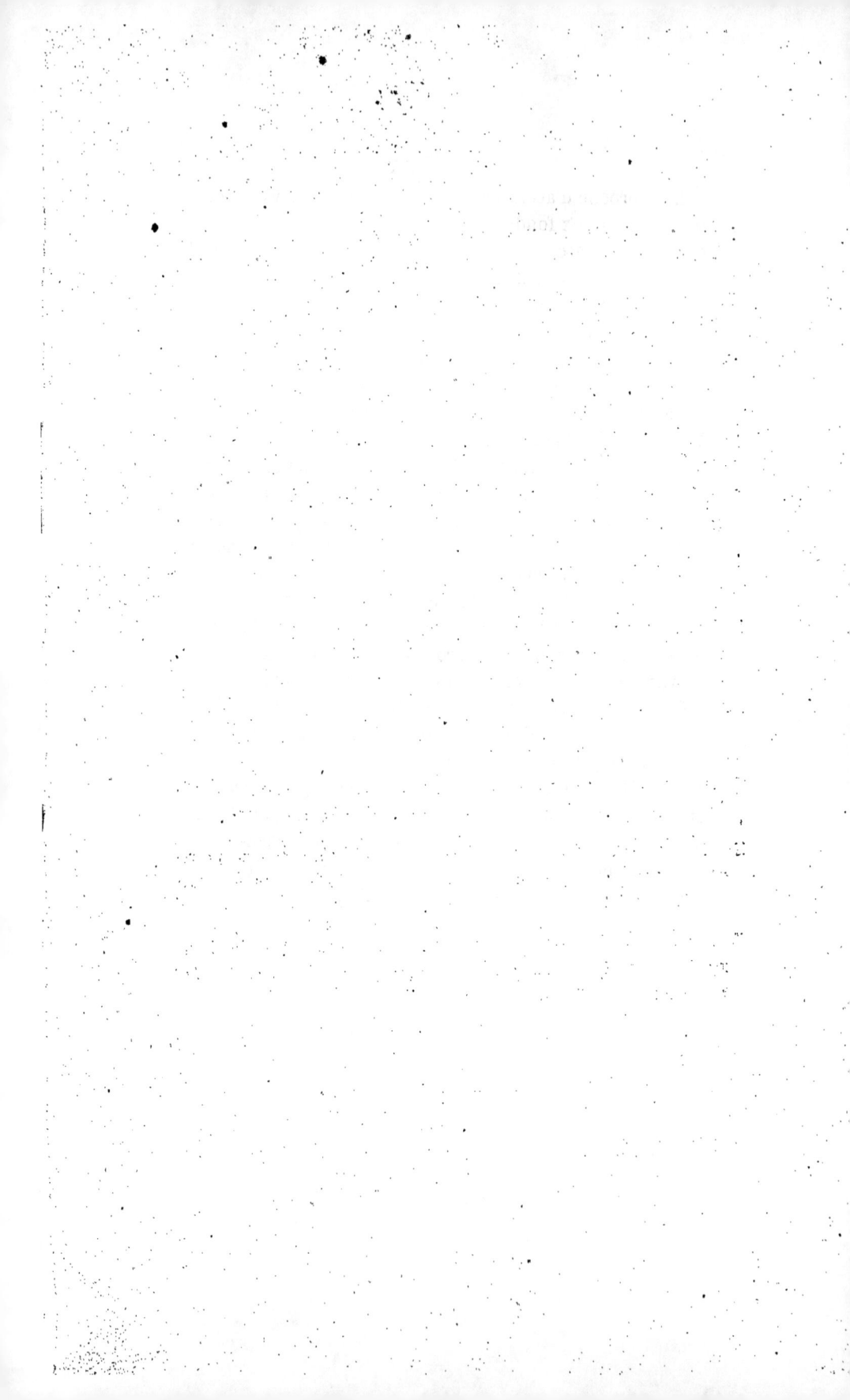

OUVRAGES DU MÊME AUTEUR :

Essai sur l'action thérapeutique de l'arséniate d'antimoine. Impr. Thunot, Paris, 1867.

Mélanges de pathologie, de thérapeutique, etc. Impr. Amaudry, Saintes, 1867.

Études sur les médications arsenicale et antimoniale et sur les maladies du cœur. J.-B. Baillière, 1867.

Réflexions sur le traitement de la phthisie. J.-B. Baillière, Paris, 1868.

Sur le meilleur adjuvant du fer. Impr. Florentin, Marennes, 1868.

Des accidents des plaies par cautérisation, *(Extrait du bulletin de la Société de Médecine de Gand).* 1868.

Du traitement de la fièvre typhoïde par les reconstituants, *(Extrait des mémoires de l'Académie royale des sciences de Lisbonne).* 1869.

Idem, avec observations. *(Mémoire couronné par la Société Médico-chirurgicale de Liége).* 1870.

Observations de quelques cas de pneumonie. *(Extrait des Annales de la Société Médico-chirurgicale de Liége).* 1870.

De la variole, de la vaccine et de l'inoculation post-vaccinale. *(Mémoire couronné par la Société Médico-chirurgicale de Liége).* 1872.

Sur l'angine de poitrine et son traitement par le bromure de potassium. *(Mémoire couronné par la Société de Médecine d'Anvers).* 1873.

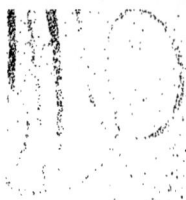